AF610241

MÉMOIRE SUR LE LAIT.

IMPRIMERIE LE NORMANT,
Rue de Seine, n° 8.

DU LAIT

ET EN PARTICULIER

DE CELUI DES NOURRICES,

CONSIDÉRÉ

SOUS LE RAPPORT DE SES BONNES ET DE SES MAUVAISES

QUALITÉS NUTRITIVES

ET DE SES ALTÉRATIONS.

Mémoire accompagné de planches;

PAR LE Dr AL. DONNÉ,

Ex-chef de clinique de la Faculté de Médecine de Paris,
membre de la Société philomathique, de la Société médicale d'Émulation,
de la Société anatomique, etc.

PRIX : 3 FRANCS.

Paris.

L'AUTEUR, RUE DE CONDÉ, No 15;
LES LIBRAIRES DE MÉDECINE;
CH. CHEVALIER, OPTICIEN, PALAIS ROYAL, No 163.

1837.

DU LAIT

ET EN PARTICULIER

DE CELUI DES NOURRICES,

Considéré sous le rapport de ses bonnes et de ses mauvaises qualités nutritives et de ses altérations.

CONSIDÉRATIONS PRÉLIMINAIRES.

L'IGNORANCE dans laquelle on est encore aujourd'hui sur les caractères du bon et du mauvais lait des nourrices, sur les moyens de distinguer celui qui possède les qualités convenables à la vie et à la santé de l'enfant, de celui qui ne lui offre qu'un mauvais aliment, est telle, qu'il n'est pas un médecin, pas un accoucheur, ni même un chimiste, capable de dire avec confiance si tel lait est de bonne ou de mauvaise nature.

L'espèce d'indifférence dans laquelle on reste à cet égard, tient sans doute à la difficulté du sujet, à l'insuffisance des résultats que nous ont jusqu'à présent fournis les analyses chimiques sous ce rapport, et au défaut de moyens pratiques propres à faire un examen utile de cette substance; on ne peut, en effet, l'attribuer ni au manque d'intérêt ni au peu d'importance de cette question; il n'en est peut-être pas qui touche à un plus haut degré la santé publique, le bonheur et la sécurité des familles, ni qui se présente plus souvent à résoudre; et je ne crains pas de le répéter, ce que nous savons à cet égard, tout ce qui a été dit et écrit du lait sous le point de vue de ses qualités relativement à l'alimentation des enfans, est absolument nul ou sans fondement; personne assurément ne s'en laisse sérieusement imposer par la couleur, la consistance, ni même par la saveur du lait; rien n'est plus vague que de tels caractères; il est impossible d'y attacher une valeur réelle, et, comme ils ne reposent sur rien de positif, chacun peut les interpréter à son gré; aussi l'attention des médecins se porte-t-elle bien plutôt sur la santé générale des nourrices que sur les propriétés de leur lait, et l'examen de ce liquide ne se fait-il véritablement que pour la forme, quand il se fait.

Sans doute la santé générale est une condition indispensable et dont on doit tenir compte avant tout dans le choix d'une nourrice; mais cette condition est loin d'être la seule à considérer, et l'on sait très-bien que la plus belle santé ne garantit pas toujours les bonnes qualités d'une nourrice et les propriétés nutritives de son lait; la sécrétion lactée peut être insuffisante ou altérée chez une femme parfaitement portante d'ailleurs; ne voit-on pas tous les jours telle femme assez chétive être meilleure nourrice que telle autre d'une plus belle apparence, et n'est-on pas souvent trompé par l'extérieur sur l'état de la constitution? Il est évident que les organes chargés d'accomplir la fonction que nous considérons ici, sont pour ainsi dire placés trop en dehors de l'économie générale pour que l'on puisse juger en toute circonstance les qualités du produit de la sécrétion par l'intégrité des autres organes et la régularité des autres fonctions. C'est donc dans le lait lui-même qu'il faut chercher les caractères de ses bonnes et mauvaises qualités, et tant que l'on n'aura pas les moyens de reconnaître ses propriétés et sa nature bonne ou mauvaise relativement à l'alimentation, la pratique à cet égard sera dépourvue de règle, le choix des nourrices se fera d'une manière empirique, et la détermination des mères qui voudront allaiter dépendra plus souvent du hasard ou du caprice, que de la raison et de l'intérêt de leurs enfans.

Des médecins ont pourtant entrepris de poser des règles; plusieurs ont écrit des traités spéciaux sur cette matière; leurs conseils ne sont pas à dédaigner, mais ils ne reposent pas sur des caractères précis, pris dans le lait lui-même. Tout se réduit à peu près à ce que dit M. de Blainville à ce sujet : « On préfère, toutes choses égales d'ailleurs, les nourrices d'une constitution bilioso-sanguine à celles d'un tempérament lymphatique : le lait des premières paraît avoir, en général, plus de consistance et être plus nourrissant que celui de ces dernières, mais c'est là tout ce que nous savons à cet égard[1]. »

On avouera que c'est peu de chose et l'on conviendra volontiers de l'importance qu'auraient des moyens propres à caractériser le bon et le mauvais lait, et surtout des moyens pris dans le lait lui-même, d'une application facile et pratique; mais toute la question est dans la difficulté de ces procédés, dans la possibilité d'appliquer à une substance réputée si changeante et si variable que le lait, et en particulier celui des femmes, des moyens d'appréciation exacte et sûre.

Nous concevons que l'on se soit pour ainsi dire laissé décourager par cette excessive mobilité que l'on a remarquée dans les propriétés extérieures et même dans les proportions des élé-

[1] Leçons de physiologie.

mens du lait de femme, et par cette infinité de causes venant sans cesse modifier une substance soumise à toutes les impressions morales et physiques; désespérant de pouvoir tenir compte de tant d'influences passagères et dont un grand nombre sont inappréciables, on a peut-être renoncé trop facilement à l'étude de cette question et à la recherche de procédés propres à la résoudre: «Il n'est peut-être pas d'espèces de lait, disent MM. Parmentier et Deyeux dans leur intéressant Mémoire, dont les propriétés varient autant que celles du lait de femme. A chaque instant du jour ce fluide change d'état, et les changemens qu'il éprouve sont quelquefois si marqués, qu'ils étonnent les observateurs les plus exercés. Combien de fois ne nous est-il pas arrivé de trouver des différences dans nos résultats, malgré l'attention que nous avions d'opérer en même temps sur deux quantités de lait fourni par une même femme, mais à deux époques de la journée!»

Berzélius porte un jugement analogue; les données que nous possédons sur ce lait sont, suivant lui, très-contradictoires; aussi n'en dit-il que peu de chose dans son ouvrage.

Il n'est pas étonnant qu'une semblable opinion, énoncée par de savans chimistes, ait fait considérer la question dont il s'agit comme à peu près insoluble; les médecins surtout s'en sont rapportés au travail de MM. Parmentier et Deyeux, sans se livrer à de nouvelles expériences. Nous n'aurions pas nous-même entrepris une pareille tâche, si nous n'avions pas pensé que la plus grande difficulté tenait surtout aux moyens mis en usage et aux méthodes jusqu'à présent employées dans l'examen du lait relativement à ses qualités; est-ce en effet à l'analyse chimique ordinaire que l'on doit avoir recours pour distinguer la bonne ou la mauvaise nature du lait? Nous ne le pensons pas, par deux raisons principales : la première c'est que l'analyse ordinaire ne s'attachant qu'à déterminer les proportions relatives des élémens constituans du lait, et à étudier leurs propriétés comme produits chimiques, ne fait que toucher un des points, et le moins important sans doute de la question, celui qui est relatif à la plus ou moins grande quantité de principes nutritifs contenus dans le lait, à ce que l'on peut appeler son plus ou moins de richesse. Il importe il est vrai de savoir quelles proportions relatives ou absolues un lait contient de caséum, de beurre et de petit lait; mais ces proportions n'indiquent pas rigoureusement les qualités de ce fluide relativement à l'alimentation de l'enfant; certaines propriétés délétères du lait résident probablement dans d'autres élémens ou dans des dispositions organiques qui échappent à l'analyse chimique.

La seconde raison de l'insuffisance des méthodes employées jusqu'à présent, c'est qu'elles sont impraticables dans l'usage ordinaire, c'est que, fût-on arrivé par l'analyse chimique à pouvoir déterminer les qualités nutritives du lait, cette découverte serait comme non avenue appliquée au lait des nourrices, soit par la difficulté de faire une semblable analyse sur les petites quantités de liquide que l'on peut ordinairement se procurer, soit par l'impossibilité de faire usage de ce procédé tous les jours, à chaque instant, aussi souvent que le besoin l'exige; de telles méthodes ne sont donc nullement pratiques et ne peuvent devenir usuelles.

Dans l'étude du lait à laquelle je me suis livré, je n'ai pas renoncé à l'emploi de quelques moyens chimiques très-simples et de certains réactifs dont l'action m'a paru remarquable; mais c'est surtout à l'aide d'un microscope qu'en observant le lait pendant long-temps et dans toutes les circonstances où on peut le rencontrer, je suis arrivé à la détermination de caractères propres à éclairer sur ses propriétés essentielles et intimes.

Je crois en effet être parvenu par ce mode d'observation, combiné avec l'action de quelques réactifs, à des résultats plus positifs que tous ceux obtenus jusqu'à présent, et même assez satisfaisans pour me permettre de les présenter avec confiance aux praticiens et au public; c'est au reste ce que l'on va juger par l'exposition des observations contenues dans ce Mémoire.

J'ai eu particulièrement pour but dans ce travail l'étude du lait considéré sous le rapport de l'alimentation des enfans, et par conséquent le lait de la femme; je n'ai pas négligé celui de quelques animaux dont l'usage est généralement répandu, comme le lait de vache, le lait d'ânesse et le lait de chèvre; mais c'est surtout dans la vue de compléter mes recherches sur celui des nourrices qu'ils viennent souvent remplacer, que j'ai fait des expériences comparatives; il en est résulté, comme on le verra, la confirmation de quelques faits importans pour la question dont il s'agit.

CHAPITRE PREMIER.

Analyse microscopique du lait.

On sait depuis long-temps que lorsqu'on examine du lait au microscope, on le trouve composé d'une multitude de globules sphériques et présentant toutes les grosseurs depuis $^1/_{500}$ environ jusqu'à $^1/_{100}$ mill. de diamètre et même au-delà (voy. *fig.* 1re); Lewenhoëck avait déjà fait cette observation qui est consignée dans l'une de ses lettres (tom. II, pag. 12, édit. in-4°, 1722) en ces termes : « *Vidi multos globulos, similes sextæ parti globuli sanguinei et etiam alios, quorum bini, terni, aut quaterni se invicem modo attingebant, fundum versus descendere, et multos variæ magnitudinis globulos in superficie fluitantes, inter quos posteriores adipem sive butyrum esse judicabam.* »

Les globules que l'on aperçoit suspendus dans le lait sont-ils en effet de différente nature, comme le dit Lewenhoëck, ou bien appartiennent-ils tous au même élément de ce fluide, et quelle est dans tous les cas leur composition? Cette question n'a pas encore été nettement résolue jusqu'à présent, et je ne puis pas me dispenser de la traiter avant d'entrer en matière.

Les globules laiteux n'appartiennent évidemment qu'à la matière caséeuse ou à la matière grasse ; les sels ni le sucre du lait ne peuvent en effet donner naissance à cette innombrable quantité de globules que l'on voit nager dans ce fluide ; tout se réduit donc à savoir si ces petits corps sont formés par le caséum ou par le beurre, ou bien par ces deux substances à la fois.

Généralement on pense que le caséum et la matière grasse concourent à former les globules du lait, et qu'une partie d'entre eux, les plus gros, appartiennent au beurre et les autres à la substance caséeuse ; MM. Hodgkin et Lyster paraissent, il est vrai, considérer les globules du lait comme étant tous identiques [1], mais le rédacteur se hâte d'ajouter en note qu'il y a probablement confusion entre la matière grasse et les *globules caséeux qui sont très-petits.* M. Raspail regarde ces globules comme étant les uns albumineux, les autres oléagineux. Nous ne partageons pas cette manière de voir, et nous allons citer des expériences qui mettront hors de doute la véritable composition des globules laiteux.

Lorsque l'on filtre du lait tel qu'on l'obtient de la vache, d'une ânesse ou d'une chèvre, il passe un liquide blanc clair et opalin ; ce liquide,

[1] Annal. des Scienc. natur., tom. XII, pag. 67.

examiné au microscope, laisse à peine apercevoir quelques globules très-petits échappés au filtre, et pourtant il contient une grande quantité de caséum ; les acides en effet y déterminent un précipité blanc caillebotté. Les globules laiteux ne passent donc pas au travers du papier et ils restent sur le filtre, avec la crême qu'ils semblent composer entièrement [1]. Si maintenant on prend cette crême déposée sur le filtre et qu'on l'agite dans un tube avec de l'éther, on dissout tous les globules dont il ne reste absolument aucune trace ; il n'est même pas nécessaire de séparer les globules du lait par le filtre pour opérer cette dissolution ; en agitant le lait lui-même avec de l'éther, on les voit *tous* disparaître.

Il est démontré par cette expérience que les globules laiteux appartiennent réellement *tous* à l'élément gras du lait, et non en partie au caséum ou si l'on aime mieux à l'albumine, car l'éther n'a pas la propriété de dissoudre cette substance. La partie séreuse du lait, passant au travers du

[1] Les premières portions de lait qui filtrent contiennent encore un très-grand nombre de globules, mais au bout d'un certain temps on en retrouve à peine quelques uns. Le filtre paraissait donc offrir un moyen de séparer toute la crême sans être obligé d'attendre qu'elle monte à la surface du lait, et sans en laisser aucune portion dans le sérum ; j'ai fait de nombreuses tentatives à ce sujet, mais on éprouve de telles difficultés à filtrer une quantité un peu considérable de lait, que ce procédé me paraît impraticable.

filtre, contient encore sensiblement de la matière grasse, quoiqu'il s'y trouve à peine quelques globules; il suffit de traiter ce sérum par l'éther et d'étendre ensuite la liqueur d'eau, pour voir se précipiter une certaine quantité d'huile qui n'est pas en proportion avec la très-petite quantité de globules échappés au filtre. Toute la matière grasse du lait ne se trouve donc pas suspendue sous forme globuleuse, une partie est à l'état de dissolution ou d'émulsion dans le sérum avec la matière caséeuse.

Doit-on considérer les globules laiteux comme ayant une sorte d'organisation, soit une membrane enveloppante, ainsi que le dit M. Raspail, soit une trame celluleuse à l'intérieur? Cette question m'a beaucoup occupé; j'ai cherché par tous les moyens possibles à la résoudre, sans pouvoir y réussir d'une manière directe et positive.

Néanmoins plusieurs considérations me paraissent favorables à l'idée d'une organisation dans les globules du lait, ou du moins d'une constitution régulière dépendante de la réunion de plusieurs élémens distincts; c'est là en effet le sens auquel je réduis ici le mot d'*organisation*. Ainsi les modifications successives par lesquelles passe le lait avant d'arriver à son état définitif; la régularité des globules, dont la plupart n'étant d'abord que des gouttes oléagineuses sans forme et sans diamètre déterminés, ainsi que je le montrerai plus loin, se calibrent bientôt de telle sorte que les plus gros ne dépassent jamais un certain volume, toute cette manière d'être me paraît plus conforme à l'idée d'une espèce d'organisation qu'avec celle d'une simple division moléculaire. En outre, si les globules laiteux n'étaient que de simples particules de beurre plus ou moins divisées, comment ne les verrait-on pas se réunir plusieurs ensemble comme des gouttelettes d'huile, quand on chauffe au-delà de 60 à 80 degrés ?

C'est à peine au contraire si la chaleur, portée au-dessus de 100 degrés, parvient à confondre ensemble quelques globules ; et il n'est pas étonnant qu'une chaleur intense détruise l'arrangement de ces petits corps; mais on peut faire bouillir du lait pendant long-temps sans porter aucune atteinte au plus grand nombre des globules; on les retrouve intacts après l'ébullition; n'est-ce pas enfin à une sorte d'organisation des particules butyreuses que l'on doit attribuer la nécessité de battre long-temps le lait pour en séparer le beurre ? M. Dujardin, il est vrai, a observé qu'en faisant glisser l'une sur l'autre deux lames de verre mince, entre lesquelles est interposée une goutte de lait, une partie des globules se réunit et se confond ensemble; mais cette expérience n'exclut pas l'idée d'une réunion de plusieurs élémens concourant à la composition des globules.

M. Raspail dit positivement que « *l'on voit les globules enveloppés par une membrane transparente et albumineuse, diaphane et nullement granuleuse par elle-même*[1]. » Je n'ai jamais pu apercevoir cette membrane, et je regrette que cet observateur n'ait pas indiqué à quels caractères il reconnaît son existence; pour moi, j'adopterais plus volontiers l'idée d'une trame celluleuse que celle d'une enveloppe pour l'organisation des globules butyreux. J'avais espéré trouver quelque lumière sur cette question dans les phénomènes de la polarisation; M. Biot a bien voulu m'aider de son savoir et de son expérience; mais ces globules n'ont pas d'action sensible sur la lumière polarisée, soit que la trame entrant dans leur composition ait trop peu d'épaisseur, soit que les corps gras se trouvent dans des conditions particulières, ainsi que M. Biot est porté à le croire; toujours est-il que, d'après ce savant, cette expérience négative ne prouve pas absolument contre l'organisation de ces petits corps.

Quelle que soit la composition des globules du lait, il semble qu'ils ne devraient pas résister à

[1] Chimie organique.

l'action des alcalis tels que la potasse et la soude, puisque ces agens dissolvent le caséum et saponifient les matières grasses. Aussi M. Raspail dit-il[1] que *ces globules disparaissent dans les alcalis, tels que l'ammoniaque, et que le lait devient alors transparent*; j'ai répété cette expérience et voici ce qu'elle m'a donné :

On peut traiter le lait par l'ammoniaque concentrée sans altérer le moins du monde les globules; bien plus, des solutions de potasse ou de soude caustiques n'agissent que très-difficilement et à la longue sur eux. Au bout de vingt-quatre heures, la plupart des globules existent encore dans une solution de potasse ou dans l'ammoniaque, et il faut même chauffer pour en attaquer quelques uns; il est vrai que les alcalis ne saponifient les matières grasses que par une action prolongée et après les avoir transformées en acide; mais c'est une nouvelle preuve, s'il en est besoin, que les globules du lait ne sont pas formés par le caséum.

On sait que pour conserver le lait on a le soin de le faire bouillir, et cette précaution suffit en effet pour le préserver pendant long-temps d'altération. J'ai cherché à voir si l'ébullition déterminait des modifications appréciables au microscope : la seule chose sensible à cet égard, c'est

[1] Chimie organique, p. 343.

que quand le lait commence à s'altérer, les globules s'agglomèrent et se confondent ensemble; une ébullition de quelques instans détruit entièrement ces agglomérations et rend aux globules leur aspect ordinaire [1].

[1] Il m'a paru intéressant d'examiner les émulsions des graines oléagineuses, telles que les amandes, les noix, etc., à cause de leur ressemblance extérieure avec le lait; comme je suis arrivé à des résultats nouveaux sur l'organisation de ces graines, je crois utile de les consigner ici.

Lorsque l'on observe au microscope de la pulpe d'amande délayée avec un peu d'eau, on la trouve composée, indépendamment des cellules, de globules tellement analogues à ceux du lait, qu'il serait presque impossible de distinguer à cette vue une émulsion, du lait lui-même; ces globules sont, comme ceux du lait, solubles dans l'éther, etc., mais il n'y a nulle comparaison à établir entre la disposition de l'huile dans les graines oléagineuses et celle du beurre dans le lait, comme on va le voir par les expériences suivantes :

Si l'on met sous une petite lame de verre très-mince une parcelle de pulpe finement râpée, formant une couche transparente, mais sans eau, on aperçoit les larges cellules du tissu cellulaire ouvertes; chaque cellule renferme un grand nombre de petits corps irréguliers, à angles moussés, à peu près pyriformes, et de $1/_{120}$ mill. environ; on ne voit encore aucune trace de globules huileux; toute la substance paraît composée de ces petits corps et de la trame du tissu cellulaire (Voy. *fig.* 20); l'éther n'a aucune action sur ces corpuscules; on peut en faire arriver tant que l'on veut par capillarité entre les deux lames, en baigner la matière sans l'altérer et sans voir apparaître aucune trace de globules ou d'huile. Il se fait un grand mouvement parmi les corpuscules pendant l'évaporation de l'éther; ils roulent les uns sur les autres sans se confondre, mais aucune dissolution ni précipitation d'huile n'a lieu. Où donc se trouve cette huile?

Dans l'intérieur des corpuscules qui ne sont véritablement que des espèces de petites vessies, des utricules remplies d'huile; la matière de l'enveloppe est probablement de la gomme ou quelque autre substance insoluble dans l'éther, mais soluble dans l'eau, car dès que l'on

En résumé, le lait est un liquide composé :

De sérum tenant en dissolution le caseum à peu près comme le sérum du sang contient la fibrine;

Et en suspension des globules gras de différente grosseur; une petite quantité de matière grasse est en outre dissoute dans le sérum avec le sucre et les sels dont nous n'avons pas à nous occuper ici [1].

fait arriver la moindre quantité de ce dernier liquide, on dissout instantanément tous les corpuscules, et l'on voit apparaître de toute part les globules d'huile qui remplissent le champ du microscope (*fig.* 21); au moment où, par le contact de l'eau, l'une de ces utricules se dissout ou se rompt, je ne puis déterminer rigoureusement lequel des deux effets a lieu, l'huile intérieure s'épanche, non pas sous forme d'une seule goutte, mais en se partageant en une multitude de très-petites gouttelettes n'ayant pas plus de $^1/_{300}$ millim. environ, et se réunissent ensuite en gouttes beaucoup plus grosses.

Au lieu d'être formés d'une membrane enveloppante insoluble dans l'éther et soluble dans l'eau, ces corpuscules ne seraient-ils pas un composé d'huile, de sucre, de gomme ou de quelques autres substances sur lequel l'éther aurait peu d'action, tant que l'eau ne serait pas venue détruire cette combinaison? Je ne le pense pas, attendu qu'il suffit d'écraser les globules entre deux lames de verre pour les dissoudre ensuite avec la plus grande facilité par l'éther, comme s'ils eussent été préalablement traités par l'eau.

Les corpuscules des graines oléagineuses sont insolubles dans l'alcool comme dans l'éther.

J'ai tâché de voir si ces petits corps sont munis d'un hile, mais leur petitesse ne m'a pas permis de m'en assurer.

[1] Analyse du lait, par Berzélius :

Lait écrémé :

Matière caséeuse contenant du beurre........	2,600
Sucre de lait................................	3,500
Extrait alcoolique, acide lactique et lactates...	0,600

CHAPITRE II.

Premier genre d'altération du lait ; état muqueux ; persistance de ce fluide à l'état de COLOSTRUM.

Tant que je me suis borné à contempler le lait dans ses conditions normales, je n'ai rien trouvé de remarquable, et mon attention n'était pas frappée de certains caractères, de certaines différences qui plus tard acquirent à mes yeux une grande importance. Je désespérais presque d'arriver à quelque chose de positif par ce moyen, lorsqu'il me vint à l'idée que, loin de prendre le lait dans les conditions normales et chez les femmes saines, il fallait, pour saisir des nuances tranchées dans la composition de ce fluide, l'examiner d'abord dans son état d'imperfection et dans les diverses maladies que peuvent présenter les nourrices ; les principales modifications une fois saisies et bien constatées me serviraient ensuite à recon-

Chlorure potassique	0,170
Phosphate alcalin	0,025
Phosphate calcique, chaux qui avait été combinée avec la matière caséeuse, magnésie et oxide ferrique	0,230
Eau	92,875

Crême :

Beurre	4,5
Matière caséeuse	3,5
Petit lait	92,0

naître des altérations moins caractérisées et des nuances plus délicates; le sujet si difficile et si obscur que j'avais entrepris ne tarda pas en effet à s'éclaircir du moment où je commençai à le considérer de ce point de vue.

Avant d'examiner le lait véritablement malade et altéré, je fis une étude suivie de ce fluide depuis le moment de l'accouchement et même quelque temps avant, jusqu'au moment où il est arrivé à sa composition normale, à sa perfection, et successivement jusqu'aux dernières époques de l'allaitement; le lait que fournissent les mamelles dans les premiers temps de l'accouchement, n'est pas, comme on le sait, arrivé à l'état parfait qu'il aura plus tard; c'est d'abord une substance particulière ayant reçu un nom spécial et dans laquelle les véritables élémens du lait n'entrent que pour une partie; ils sont mélangés à d'autres principes dont la nature n'est pas encore définie, qui donnent à cette liqueur une consistance, une couleur et même des propriétés particulières appropriées à l'état de l'enfant naissant; on attribue généralement au *colostrum* certaines qualités purgatives propres à débarrasser les intestins de l'enfant des matières muqueuses et du *meconium* qui s'y trouvent amassés; dans tous les cas, il est certain que ce premier lait, très-convenable à la naissance, est malfaisant pour un autre âge, et c'est un fait d'observation très-ancienne, que le lait des femmes trop récemment accouchées ne convient pas aux enfans habitués à un lait plus fait, de même que le lait de vache, d'ânesse ou de chèvre est impropre aux usages domestiques pendant les six premières semaines environ après le part.

Voici comment on décrit le *colostrum* dans une dissertation sur l'allaitement : « Le colostrum se présente sous la forme d'un liquide d'une couleur jaunâtre; il se décompose en deux parties, l'une séreuse et l'autre visqueuse; cette dernière est d'une consistance assez grande, semblable à celle d'un sirop. Si on le laisse reposer dans un vase, il se forme à la surface une couche d'un jaune plus ou moins foncé, d'une épaisseur très-considérable, qui est la crême contenant une grande quantité de beurre; si on enlève cette première couche et que l'on chauffe, il s'en forme une seconde et même une troisième; les mêmes phénomènes ont lieu pendant les trois premiers jours qui suivent l'accouchement, avec cette différence que la couche devient de moins en moins épaisse à mesure que l'on approche du quatrième jour. » (Diss. sur l'allaitement, par Durand, 1836, n° 54).

Telles sont les propriétés généralement attribuées au colostrum et l'aspect qu'il présente à la première vue; mais si on le soumet à l'inspection microscopique, alors on découvre d'autres caractères bien plus tranchés encore et plus importans à considérer.

Le lait dans l'état normal est, ainsi que nous l'avons dit, composé de globules de diverses grosseurs parfaitement sphériques, à bords noirs et réguliers, et nageant librement dans un liquide qui ne contient pas d'autres particules en suspension; le colostrum est loin de présenter la même composition, et, si l'on peut dire ainsi, la même pureté; on y trouve bien un certain nombre de véritables globules laiteux, mais ces globules sont encore mal formés, irréguliers et disproportionnés entre eux; quelques uns ressemblent à de larges gouttes oléagineuses et ne méritent pas le nom de globules; c'est évidemment de la substance butyreuse encore mal élaborée; c'est cette même matière que l'on voit monter à la surface du colostrum et y former une couche jaune. Il semblerait que les globules n'étant pas encore organisés, le beurre n'éprouve aucune difficulté à se séparer de lui-même. La plupart des autres globules dans le colostrum sont très-petits et forment comme une poussière au milieu de la liqueur; ces globules, au lieu de nager librement et indépendamment les uns des autres, sont pour la plupart liés entre eux par une matière visqueuse de manière qu'en les faisant circuler sur la lame de verre ils se déplacent par petites masses agglomérées, au lieu de rouler les uns sur les autres et sans adhérence, comme dans le lait pur; en outre le colostrum contient toujours des particules d'une autre nature, n'ayant aucun rapport avec les globules laiteux ordinaires; elles en diffèrent par leur forme, leur grandeur, leur aspect général et leur composition intérieure; ces corps particuliers n'ont pas toujours la forme globulaire, ni même une forme constante; ils présentent à cet égard toutes les variétés possibles; il en est de petits ayant moins d'un centième de millimètre, et d'autres très-gros ayant plusieurs fois ce diamètre; ils sont peu transparens, d'une couleur un peu jaunâtre et comme granuleux, c'est-à-dire qu'ils semblent composés d'une multitude de petits grains liés entre eux ou renfermés dans une enveloppe transparente; très-souvent il existe au centre ou dans tout autre point de ces petites masses, un globule qui ne paraît être autre chose qu'un véritable globule laiteux emprisonné dans cette matière. Quelle est la nature de ces corps granuleux ? Je ne puis le dire absolument, mais je les crois formés de substance grasse et d'une matière muqueuse particulière; ils ne se dissolvent pas dans les alcalis, mais de même que les globules laiteux véritables, ils disparaissent dans l'éther; après l'évaporation de cet agent, il reste sur le verre de petits bouquets d'aiguilles cristallines.

L'éther, en dissolvant toutes les parties grasses du colostrum, laisse voir des globules muqueux existant dans ce fluide; on ne les retrouve plus par la suite dans le lait de bonne nature. Les descriptions les plus minutieuses étant moins propres à bien faire saisir l'aspect et la différence de composition des fluides dont il sera question dans ce Mémoire, que des figures représentant les substances elles-mêmes telles qu'on les voit au microscope, j'en joindrai à ce travail autant qu'il sera nécessaire, et je renvoie dès à présent aux figures 1re et 2e où le lait pur et le colostrum sont mis en regard; le premier coup d'œil frappera plus et en dira davantage que toutes mes paroles.

Cet état du lait persiste presque sans changement jusqu'à la fin de la fièvre de lait; ensuite ce liquide s'éclaircit peu à peu; le nombre des corps étrangers que j'appellerai dorénavant *corps granuleux*, diminue chaque jour; les globules laiteux prennent une forme plus régulière, mieux déterminée, ils deviennent d'une grosseur mieux proportionnée, sans avoir, à beaucoup près, le même diamètre, mais il ne s'en trouve plus de démesurément gros à côté de très-petits; en même temps il s'opère un changement essentiel: ces globules, d'abord réunis en masse et liés entre eux d'une manière confuse par une matière visqueuse, se séparent, deviennent libres et roulent dans le liquide, tout-à-fait indépendans les uns des autres.

Toutes ces modifications s'opèrent en plus ou moins de temps, et je ne puis pas préciser absolument l'époque où elles sont arrivées à leur terme et où le lait a pris sa constitution définitive; tout ce que je puis dire, c'est que l'on retrouve encore des traces de cet état primitif du lait plus de vingt jours après l'accouchement, chez de très-bonnes nourrices.

En résumé, voici, à quelques nuances près, la marche que suit le lait depuis l'accouchement jusqu'à ce qu'il ait atteint son état parfait chez une femme bien portante et bonne nourrice:

Le premier jour, colostrum jaunâtre, visqueux, demi-transparent-alcalin; il se compose de globules laiteux, la plupart agglomérés, très-disproportionnés entre eux pour la grosseur, mêlés de *corps granuleux* nombreux et de forme variée et de gouttes oléagineuses (voy. *fig.* 2); ce liquide, traité par l'ammoniaque, se prend tout entier en une masse visqueuse et filante.

Le troisième jour (la fièvre de lait n'est point encore venue) l'enfant a déjà tété plusieurs fois; les seins commencent à se goufler, le lait est jaune, il présente à peu près les mêmes caractères que le premier jour, sauf qu'il contient déjà moins de corps granuleux. (Voy. *fig.* 3.)

Le sixième jour (la fièvre a été très-faible, il y a eu à peine un peu de sécheresse à la langue et de moiteur à la peau; l'état de la mère et de l'enfant est excellent; les seins sont gonflés et l'enfant tette sans difficulté; il faut une certaine pression pour faire sortir le lait); ce liquide est très-jaune et bleuit fortement le papier rouge de tournesol; les globules laiteux sont généralement gros, mais mieux proportionnés entre eux; il existe encore un certain nombre de gouttes oléagineuses, mais on ne voit pas cette espèce de poussière de très-petits globules que l'on remarque dans certains laits pauvres. Les masses de globules agglomérés n'ont pas disparu, mais les corps granuleux deviennent assez rares; du reste, les globules laiteux sont nombreux et serrés.

Le septième jour, la couleur du lait est toujours très-jaune et la consistance assez grande; on voit encore quelques gros globules huileux, mais le plus grand nombre est bien net, bien circonscrit et bien proportionné; les masses agglomérées disparaissent peu à peu et les corps granuleux deviennent très-rares.

Le dixième jour, le lait est abondant, les seins sont très-gonflés et très-durs; le lait est assez épais, légèrement jaunâtre; il présente au microscope des globules très-nombreux, très-serrés, dont quelques uns sont très-gros et n'ont pas moins de 2 à 3 centièmes de millimètre en diamètre; mais le plus grand nombre est d'une moyenne grosseur et n'ont pas plus de $^1/_{150}$ à $^1/_{200}$ millim.; il y en a de beaucoup plus petits, mais ils sont peu nombreux relativement aux autres; il existe encore quelques petites agglomérations, et quelques corps granuleux très-rares (*fig.* 4). Je ne trouve pas de différence notable entre le lait du sein qui vient d'être tété et celui du sein que l'enfant n'a pas pris depuis plusieurs heures, si ce n'est que celui-ci est plus clair et moins riche en globules.

Le quinzième jour, le lait est d'un beau blanc mat, avec une très-légère teinte de jaune; on aperçoit de temps en temps un corps granuleux et quelques petites agglomérations; l'ammoniaque lui communique encore un peu de viscosité; enfin le vingt-quatrième jour le lait est tout-à-fait blanc, riche en globules et ne contient plus aucun corps étranger (*fig.* 1re); il reste tout-à-fait limpide quand on le mêle avec l'ammoniaque; depuis cette époque le lait n'a plus présenté aucun caractère particulier, et il a paru avoir acquis toutes ses qualités normales; l'allaitement s'est fait sans aucun accident, l'enfant s'est bien élevé; il approche maintenant de l'époque du sevrage et paraît dans le meilleur état possible. Je ne puis pas affirmer que les choses se passent toujours absolument ainsi, et que cette marche soit constante et régulière; il peut sans doute arriver que les élémens du colostrum disparaissent un peu plus tôt ou un peu plus tard, que le lait acquière plus rapidement ou plus lentement ses propriétés définitives, mais les différences à cet égard ne sont pas très-grandes dans l'état ordinaire, et l'on peut considérer les modifications que je viens de décrire comme étant généralement celles que subit successivement le lait.

Il serait inutile de rapporter d'autres observations du même genre, puisque le colostrum offre chez toutes les femmes le caractère que je viens d'indiquer : ainsi donc le lait est en grande partie formé de colostrum pendant les premiers jours qui suivent l'accouchement, et jusqu'à la fin de la fièvre de lait; ce fluide s'épure ensuite peu à peu, mais l'on retrouve encore des traces de sa composition primitive jusque vers la fin du premier mois; ces traces vont en s'affaiblissant chaque jour, de manière à être fort peu sensibles au bout de la première quinzaine. Telle est la règle générale; nous verrons plus loin les exceptions.

Nous venons de voir que le lait pur et parfait, traité à froid par l'ammoniaque concentrée, reste limpide et ne contracte aucune viscosité, tandis que le colostrum traité de la même manière devient glaireux et filant et se prend même en une masse que l'on ne peut que difficilement séparer en plusieurs parties, à cause de sa tenacité. Ce caractère est commun au colostrum et à la matière purulente; l'opération se fait très-bien sur une petite quantité de ce fluide, recueillie dans un verre de montre où l'on verse quelques gouttes d'alcali; il faut avoir soin d'opérer exactement le mélange à l'aide d'une baguette de verre.

Quant aux autres propriétés du colostrum, il est certain qu'il est ordinairement alcalin comme le lait lui-même; et c'est ici l'occasion de relever une erreur répandue parmi les médecins et même parmi les chimistes : il est entièrement faux que le lait de femme soit le plus souvent acide; ce liquide, au contraire, est toujours alcalin, il bleuit fortement le papier rouge de tournesol, et le colostrum a le même caractère; je ne sais pas si l'on a réellement vu quelquefois le lait de femme devenir acide, mais ce que je puis affirmer, c'est qu'il ne m'est pas encore arrivé une seule fois d'en rencontrer dans cet état, quoique j'aie examiné sous ce point de vue le lait d'un très-grand nombre de nourrices, et que j'en examine encore tous les jours. Le même fait a été consigné il y a plusieurs années par M. Payen, dans le *Journal de Pharmacie*, pour quelques nourrices observées par lui. M. Guersent dit pourtant (*Diction. des Sc. médic.*) « que la plupart des laits de femme qu'il a eu l'occasion d'observer lui ont toujours paru constamment acides, comme celui de vache. » Mais le lait de vache, loin d'être acide, est lui-même fortement alcalin; Berzélius dit, il est vrai, que ce liquide contient de l'acide lactique libre, auquel il doit, même étant frais, la propriété de rougir sensiblement le papier de tournesol; mais il faut croire que ce célèbre chimiste n'a pas opéré sur du lait sortant de la vache, car j'ai toujours trouvé ce liquide très-alcalin, soit en hiver, quand les vaches sont nourries de foin sec, d'avoine et de betteraves, soit en été, quand elles ont des fourrages frais; le lait conserve même ce caractère plus de vingt-quatre heures après avoir été tiré. Néanmoins il devient acide plus ou moins de temps après son exposition à l'air, suivant les circonstances; c'est probablement là ce qui a fait dire aussi que le lait d'ânesse et le lait de chèvre sont acides; pourtant M. Peligot affirme dans son Mémoire sur le lait d'ânesse, que ce lait lui a paru constamment acide, en faisant l'expérience sur quinze laits au moment même où ils étaient récoltés; pour moi, je puis assurer que, m'étant transporté dans plusieurs établissemens, et ayant fait tirer le lait devant moi, j'ai toujours vu le lait de vache, celui d'ânesse et celui de chèvre ramener au bleu le papier rouge de tournesol; peut-être ces laits sont-ils susceptibles de devenir acides dans quelques circonstances, mais il est plus probable que l'on se sera contenté d'essayer le lait avec le papier bleu de tournesol; or ce papier prend souvent dans le lait et dans beaucoup d'autres liquides nullement acides, une teinte légèrement rosée qui peut en imposer; en faisant la contre-épreuve avec le papier rouge, on est à l'instant détrompé, car au bout d'une ou deux minutes on ne manque jamais de voir ce papier prendre la couleur bleue dans toute espèce de lait.

Quant au lait de femme, s'il s'en rencontre quelquefois d'acide, je n'hésite pas à regarder ce lait comme étant de mauvaise nature; mais cette altération est assurément fort rare, puisque, je le répète, je n'ai pas encore eu l'occasion de la constater une seule fois.

Maintenant que les caractères du colostrum et du véritable lait nous sont bien connus, on comprendra le parti que l'on peut tirer de cette étude et de l'observation microscopique, quand nous dirons que certains laits conservent leurs propriétés primitives, que les élémens du colostrum persistent au-delà du terme habituel, en un mot, que le lait peut rester à l'état de colostrum, non seulement au-delà de l'époque ordinaire, mais pendant plusieurs mois et jusqu'à la fin de l'allaitement. Cette imperfection du lait, si je puis dire ainsi, n'existe pas toujours au même point; mais, quel que soit le degré de ce genre d'altération, il n'ôte pas au lait ses propriétés physiques ordinaires; le lait se présente avec sa blancheur, sa consistance, son aspect accoutumé; et ce qui le prouve, c'est qu'aucun lait de femme n'est complètement débarrassé des élémens du colostrum huit ou dix jours après l'accouchement, et l'on sait bien qu'à cette époque ce liquide n'offre point, à la première vue, de caractère particulier; dès le cinquième ou sixième jour, il paraît même dans la plupart des cas avoir acquis la composition normale ; il n'y a donc pas moyen de reconnaître l'altération que je signale par un examen superficiel ; il faut l'emploi du microscope pour la vérifier. C'est par ce procédé que j'ai trouvé, je le répète, des laits parfaitement bons en apparence, chez des nourrices très-saines et bien portantes, offrant ce mélange des élémens du colostrum long-temps après qu'il ne devait plus en exister de trace. Je pourrais citer un bon nombre d'exemples de ce genre d'altération à un degré plus ou moins prononcé ; mais afin de ne pas nous perdre dans les détails, je préfère les présenter dans un tableau à la fin du Mémoire ; on verra des laits rester impurs pendant des mois entiers, et ne se débarrasser des élémens du colostrum à aucune époque de l'allaitement ; et en rapprochant ces observations de l'examen des nourrissons, j'ai trouvé très-souvent ceux-ci dans un état chétif, comme s'ils ne recevaient qu'une nourriture insuffisante ou malsaine. Pour le moment je vais me contenter de rapporter un des faits les plus tranchés de cette nature que j'ai eu l'occasion d'observer ; connaissant la marche ordinaire et régulière, on aura les deux extrêmes en bien et en mal, et l'on sera à même de bien apprécier les nuances intermédiaires.

Une jeune femme vint accoucher d'un second enfant à la clinique de la Faculté le 23 juillet 1836; cette femme, couchée au n° 16, jouit d'une bonne santé apparente; le 1er août les seins sont volumineux, le lait abondant coule facilement; ce liquide a tout-à-fait l'aspect extérieur d'un lait de bonne nature; néanmoins, en l'examinant attentivement, il paraît un peu visqueux; l'enfant est dans le meilleur état possible et parfaitement constitué, mais il refuse souvent de téter sans raison appréciable.

Observé au microscope, ce lait présente une quantité de masses agglomérées plus considérable que l'on n'en trouve ordinairement huit jours après l'accouchement; les globules laiteux sont en outre peu nets et mal circonscrits; il y a comme une poussière de très-petits globules qui rend l'aspect confus; on voit aussi un bon nombre des corps granuleux que j'ai décrits plus haut (voy. *fig.* 5); ce lait se prend en masse glaireuse et filante quand on le traite par l'ammoniaque. Il est d'ailleurs alcalin.

Je ne manquai pas d'examiner ce lait tous les deux ou trois jours, à différentes heures, et il présenta toujours le même état; loin de s'améliorer, de s'épurer, les globules parurent de plus en plus liés entre eux par une substance visqueuse, et mêlés d'un grand nombre de corps granuleux; ceux-ci se présentaient souvent par douzaine dans le champ du microscope; traité par l'ammoniaque, ce lait ne manqua jamais de se prendre entièrement en masse comme de l'albumine; il y eut toujours une grande disproportion dans la dimension des globules, quelques uns étant très-gros et la plupart des autres d'une extrême petitesse; du reste, il ne cessa pas de ramener au bleu le papier rouge de tournesol. Sa couleur était d'un beau blanc mat, sa consistance ordinaire, et il eût été impossible de trouver aucune différence à l'extérieur entre ce lait et celui des meilleures nourrices.

L'enfant ne prenait pas le sein volontiers; la mère m'assura que malgré l'abondance de son lait, il ne paraissait pas suffire à la nourriture de son enfant.

Je fus tellement frappé de la composition de ce lait, de ce mélange des globules laiteux avec des élémens étrangers, de cette espèce de persistance à l'état de colostrum plus de 20 jours après l'accouchement, que je suivis attentivement cette observation jusqu'à la fin.

Le 10 août, dix-huit jours après l'accouchement, l'enfant avait été pris de diarrhée; le lait ne changea pas de caractère, et douze jours plus tard l'enfant ayant sensiblement dépéri, mourut subitement.

Je ne me permets pas assurément d'établir un rapprochement forcé entre l'état du lait que j'ai signalé et la mort de l'enfant, et je ne puis affirmer que le second fait soit la conséquence nécessaire du premier; j'ai voulu seulement rapporter un exemple tranché d'un genre d'altération du lait tenant à la persistance des élémens du colostrum dans ce fluide, et cette observation me semble mériter une sérieuse attention; il n'est peut-être pas indifférent de faire savoir que la femme dont nous venons de parler n'avait pas élevé non plus son premier enfant qu'elle avait également nourri; celui-ci était mort à cinq mois.

Voyons maintenant si nous trouverons dans le lait des animaux des altérations du même genre.

Je dois à la complaisance de M. Damoiseau d'avoir pu examiner le lait des ânesses et des chèvres qu'il nourrit dans son bel établissement de la rue Pigalle, à toutes les époques et dans les circonstances qui m'ont paru intéressantes pour la question dont je m'occupe.

Les deux exemples suivans suffiront pour montrer l'état dans lequel se trouve le lait chez les ânesses et chez les chèvres pendant qu'elle sont pleines, après avoir mis bas, et jusqu'à ce que le lait ait acquis ses propriétés et sa composition normales; nous trouverons une grande analogie entre cette marche et celle que suit le lait chez les femmes, si ce n'est toutefois que les corps granuleux particuliers au colostrum humain sont beaucoup plus rares chez les animaux.

Lait d'une ânesse pleine de douze mois et prête à mettre bas.

Ce lait a l'aspect d'une espèce de sérosité blanchâtre, ne contenant que quelques globules très-rares; on dirait de l'eau dans laquelle on aurait mis une petite quantité de lait; cette liqueur, traitée par l'ammoniaque, n'acquiert pas de viscosité.

Deux jours après, cette ânesse ayant mis bas, son lait est recueilli de suite avant que le petit n'ait tété; il est séreux et jaunâtre; le nombre des globules s'est accru, mais ils sont encore très-rares, mal formés et réunis en petites masses agglomérées comme dans la fig. 6.

Dès le lendemain, après avoir laissé téter le petit, ce lait est déjà d'un beau blanc bleuâtre, d'une bonne consistance, et contient de nombreux globules beaucoup mieux formés que la veille; mais la plupart sont agglomérés et entremêlés de quelques corps granuleux; l'ammoniaque n'a pas d'action sensible sur ce fluide (*fig.* 7).

Au bout de quinze jours, ce lait a pris la plupart de ses qualités normales : il est d'un beau blanc, il n'a pas beaucoup de consistance et n'est pas très-riche en globules; mais ceux-ci sont réguliers et quelques uns seulement sont agglomérés.

Lait d'une chèvre pleine de quatre mois.

Ce lait est séreux, jaunâtre et présente des petites masses de globules agglomérés; ces globules sont d'une forme irrégulière et très-disproportionnés entre eux pour la grosseur (*fig.* 8).

Un mois plus tard, même aspect et même couleur; quelques globules commencent à se détacher, à circuler librement; leur forme est plus régulière, et leur grosseur mieux proportionnée.

Quinze jours après, cette chèvre mit bas, et j'observai son lait immédiatement; il présentait déjà de nombreux globules agglomérés plus gros qu'à l'état normal, mais assez réguliers; ce fluide était encore séreux.

Le lendemain, le petit ayant tété, le lait est d'un beau blanc mat, d'une bonne consistance; les globules se détachent les uns des autres et deviennent réguliers; les jours suivans, ils diminuent de grosseur, ils sont mieux proportionnés entre eux, bien circonscrits; les agglomérations deviennent de plus en plus rares; et enfin, au bout d'un mois environ, le lait de cette chèvre présente son caractère normal tel que nous le figurons (*fig.* 9).

Le lait suit donc la même marche, il passe par les mêmes modifications chez ces animaux et chez la femme; la différence entre le lait primitif et le lait normal est à la vérité moins grande chez eux que dans l'espèce humaine; il ne paraît pas exister un fluide particulier, un véritable colostrum tout-à-fait différent du lait arrivé à son état de perfection, mais enfin nous voyons d'abord un liquide séreux ne contenir que quelques globules, mal formés, irréguliers, agglomérés par une matière muqueuse dont ils ne se débarrassent que peu à peu dans l'espace de vingt jours à un mois; le lait prend bientôt sa belle couleur blanche, sa consistance normale; les globules deviennent nombreux, réguliers, indépendans les uns des autres et nettement circonscrits; lorsqu'il y a des corps granuleux, ils disparaissent également au bout de quelques jours.

J'ai voulu voir si des circonstances accidentelles étaient capables d'altérer le lait et de lui rendre pour ainsi dire ses caractères primitifs; pour cela j'ai fait sur des ânesses et sur des chèvres des expériences auxquelles il n'était pas possible de soumettre des femmes.

M. Damoiseau a bien voulu laisser engorger les mamelles d'une chèvre en cessant de la traire pendant un certain temps et ne permettant pas au petit de téter ; au bout de seize heures de ce sevrage, le lait du trayon droit présentait déjà des globules réunis en masses agglomérées et confuses ; mais le cinquième jour, il y avait dans le lait du trayon gauche une telle confusion parmi les globules, ils étaient pour ainsi dire tellement amalgamés ensemble, que l'on pouvait à peine les distinguer.

Une ânesse fut soumise à la même expérience et présenta les résultats suivans :

Trayon droit : au bout de douze heures de sevrage, les globules sont d'une bonne grosseur, d'une forme régulière bien proportionnée, et l'on ne voit pas un nombre considérable de très-petits globules ; il y a quelques agglomérations assez rares.

Trayon gauche : au bout de quatre jours de sevrage, la mamelle est engorgée, les globules sont pour la plupart réunis en masses agglomérées et compactes, leurs contours sont irréguliers et il y a une si grande quantité de très-petits globules, qu'ils forment comme une poussière dont la transparence du liquide est troublée (*fig.* 10).

Ces quatre espèces de lait ne présentaient

d'ailleurs aucune différence appréciable dans leurs caractères extérieurs.

CHAPITRE III.

Altérations pathologiques du lait.

Les expériences précédentes, qu'il était impossible de répéter sur des femmes, se sont présentées d'elles-mêmes sur des nourrices que j'ai eu l'occasion d'observer. Il n'est pas rare, en effet, de voir les seins s'engorger pendant l'allaitement; j'ai profité de ces circonstances, et voici deux exemples suffisans pour montrer ce qui se passe en pareil cas.

La femme Brulé, âgée de vingt-six ans, placée au n° 5 de la clinique de l'École, est accouchée le 11 juin 1836; l'enfant est parfaitement bien portant ainsi que la mère dès le huitième jour; à cette époque le sein droit commence à s'engorger; il est dur et tuméfié; le sein gauche devient aussi douloureux, mais la mère ne continue pas moins de donner à téter de ce côté; jusque-là le lait que j'avais examiné présentait de bons caractères; les globules étaient pour la plupart de la forme et de la grosseur normales; il y avait peu d'agglomérations, et déjà les *corps granuleux* avaient presque entièrement disparu; ce lait enfin, traité par l'ammoniaque, n'acquérait pas de viscosité; dès le moment où l'engorgement se fit sentir, bon nombre de globules parurent liés et confondus entre eux par une matière muqueuse, et ce lait devint légèrement filant avec l'alcali; trois jours après, le sein droit était excessivement douloureux; l'aspect physique du lait n'était pas changé, mais les petites masses de globules agglomérés étaient plus nombreuses; toutefois la santé de l'enfant ne paraissait pas souffrir.

Le dixième jour, un abcès étant tout-à-fait formé dans le sein droit, fut ouvert et laissa échapper du pus sur la composition duquel je reviendrai plus loin; le lait de l'autre côté, qui continuait à servir de nourriture à l'enfant, s'altérait de plus en plus et présenta bientôt la modification dont il s'agit au plus haut degré; ainsi on apercevait au microscope, au milieu des masses de globules agglomérés, de véritables globules muqueux (voy. *fig.* 11), et des corps granuleux en certain nombre; ce lait se transformait avec l'ammoniaque en une gelée visqueuse et tenace; cet état dura plusieurs jours, et pendant ce temps-là l'autre sein fournissait une abondante suppuration; le lait n'avait pas encore repris ses caractères normaux quand la femme quitta l'hôpital, et je ne pus m'assurer de l'état de l'enfant auquel on fit prendre d'ailleurs du lait de vache pour suppléer celui de la mère.

Nous voyons donc ici un engorgement de la glande mammaire, survenu accidentellement chez une nourrice, produire des effets analogues, mais beaucoup plus prononcés que l'engorgement déterminé par le sevrage chez des ânesses. Voici un second exemple du même genre :

Une nourrice de la clinique, accouchée depuis plus de deux mois, et dont le lait jusque-là ne m'avait offert rien de particulier, fut prise dans le sein droit d'une douleur avec gonflement, et bientôt il se manifesta une tumeur circonscrite et dure au toucher; dès ce moment, le lait de ce côté, qui ne présentait que des globules bien détachés les uns des autres et sans aucun mélange, se montra rempli d'agglomérations entremêlées de globules muqueux et de corps granuleux; traité par l'ammoniaque, ce lait devint glaireux et filant; le lait de l'autre sein non malade conserva ses caractères ordinaires; le lait de cette femme, de même que celui de la précédente, ne cessa pas de ramener au bleu le papier rouge de tournesol.

Au bout de quinze jours, l'engorgement du sein

avait disparu, la tumeur était résorbée, le lait avait repris tous ses caractères habituels.

Nous avons donc constaté un fait important, c'est que l'agglomération des globules laiteux et la présence des corps granuleux sont les indices d'un lait qui n'est pas encore formé, ou qui n'est pas de bonne nature; cette modification a lieu sous l'influence d'une lésion de la glande ou par suite d'une altération de la sécrétion lactée, déterminée par un état général de l'économie comme dans le cas suivant : une jeune femme de dix-neuf ans fut prise, après huit jours de couches, de coliques avec fièvre, qui firent craindre une métro-péritonite; tant que dura cet état, le lait se montra rempli de corps granuleux, et prit une consistance visqueuse avec l'ammoniaque; deux applications de sangsues sur le ventre calmèrent la douleur, et la convalescence s'établit; dès cet instant le lait reprit peu à peu son caractère normal; il y eut encore quelques agglomérations parmi les globules, mais on ne vit plus de corps étrangers.

Les altérations dont le lait est susceptible ne se bornent pas à ce mélange d'une sorte de matière muqueuse liant et confondant les globules entre eux, ni à la production des corps granuleux particuliers que j'ai déjà signalés; le lait, dans quelques circonstances, devient tout-à-fait purulent, et ce mélange avec du véritable pus, dont j'ai plusieurs exemples, ne pouvait être soupçonné par l'attention la plus scrupuleuse.

D'abord, ayant observé le pus provenant d'abcès du sein chez plusieurs femmes, je le trouvai mêlé d'une certaine quantité de lait qu'il était très-facile de reconnaître à la forme parfaitement sphérique de ses globules se détachant par leurs bords noirs et leur surface unie et transparente au milieu des globules purulens, pointillés, dentelés et opaques; en outre, les solutions alcalines dissolvent, après un contact de quelques instans, tous les globules purulens, et laissent intacts les globules laiteux, tandis qu'au contraire ceux-ci sont entièrement dissous par l'éther, qui n'a aucune action sur le pus; il n'y a donc pas moyen de confondre les deux espèces de globules, même lorsqu'ils paraissent intimement mélangés ensemble.

On conçoit très-bien que les élémens du lait se mêlent au pus d'un abcès développé dans le tissu de la glande mammaire, et sortent avec ce fluide par les ouvertures fistuleuses ou par les incisions pratiquées pour lui donner issue; mais il était bien plus intéressant de savoir si le pus lui-même peut se mêler au lait dans les vaisseaux lactifères et suinter avec lui par les orifices du mamelon, sans que l'on soit averti de sa présence, afin de préserver l'enfant d'une nourriture aussi malsaine et d'un fluide aussi profondément altéré; ce fait était d'autant plus important à constater, que l'on est généralement dans l'usage, comme l'on sait, de faire téter le plus possible à l'enfant le sein de sa nourrice qui vient à s'engorger; les faits suivans sont, je crois, bien propres à détourner de cette pratique, et l'on préférera sans doute soulager la mère par quelque moyen artificiel, que de la débarrasser d'un lait altéré, aux dépens de son enfant; voici, en effet, ce que l'observation m'a appris à cet égard :

Une malade nouvellement accouchée, placée dans le service de M. J. Cloquet, avait un abcès du sein, ouvert et d'où s'écoulait une grande quantité de pus contenant du lait comme le pus dont je viens de parler précédemment; mais en outre le lait que l'on faisait sortir par le bout du sein était lui-même mélangé de pus; ce pus était reconnaissable aux caractères indiqués plus haut; les globules dont il se composait se distinguaient d'abord parfaitement de ceux du lait (*fig.* 12), et de plus ils n'étaient nullement attaqués par l'éther, tandis qu'ils se dissolvaient dans la soude, ce qui est le contraire pour les globules laiteux. Je sais bien que, dans un cas semblable, on n'aurait pas l'idée de faire téter le sein où existerait l'abcès, et par conséquent il y a peu d'intérêt, au moins pour l'enfant, à s'assurer si le lait contient ou ne contient pas de pus; mais voici un autre exemple dans lequel on va voir du pus couler avec le lait, long-temps avant que l'on soupçonnât la présence d'un abcès dans le sein :

La femme Bachelier, âgée de trente ans, couchée au n° 7 de la clinique d'accouchement, est à son quatrième enfant; les trois premiers sont morts en bas âge, le dernier a maintenant vingt jours : la mère porte dans le sein droit un vaste abcès qui s'est manifesté depuis une dizaine de jours; elle n'allaite pas de ce côté; l'autre sein paraît en bon état et l'enfant continue de le téter; cet enfant est assez chétif, et depuis quelques jours il a de la diarrhée ; en examinant le lait de cette femme au microscope, en le traitant par l'éther et les alcalis, je le trouvai mêlé d'une notable quantité de globules dont la nature était évidemment purulente; j'annonçai ce résultat de mon analyse à M. Dubois et aux personnes qui suivent la clinique de ce savant professeur; on put difficilement interpréter un pareil fait, et l'on se demanda si le pus du vaste foyer formé dans l'autre sein pouvait rentrer dans la circulation et se trouver de nouveau sécrété par la glande opposée; mais l'état de la femme ne permettait pas d'admettre une circonstance aussi grave qu'une résorbtion purulente; la plupart des témoins doutèrent de l'exactitude de mes expériences, ou restèrent convaincus que le pus provenait d'une légère excoriation située à la base du mamelon; mais après avoir bien essuyé cette partie, après avoir même fait téter l'enfant, de manière à ce que le bout du sein fût parfaitement nettoyé, je recueillis de nouveau une certaine quantité de lait que je trouvai, comme la première fois, mêlée d'une portion notable de pus. Ma conviction fut dès lors établie, et je continuai d'observer la malade en silence; trois jours après, M. Dubois, en examinant attentivement le sein de cette femme, découvrit au-dessous de celui que l'on croyait en bon état, dans un sillon caché par la mamelle elle-même, une petite tumeur où la fluctuation était déjà évidente; une incision pratiquée sur ce point donna en effet issue à la matière purulente, et dès lors le problème que j'avais signalé fut résolu.

Il était intéressant de voir si les animaux pourraient me présenter quelques cas semblables; le zèle de M. Damoiseau me procura deux très-beaux exemples de laits purulens, ou du moins de laits altérés par une matière ayant la plus grande analogie avec le pus. Le premier fut celui d'une vache ayant la mamelle très-malade et très-engorgée depuis plus d'un mois; le lait fourni par les trayons postérieurs ne pouvait, à la seule vue, être méconnu pour du lait extrêmement altéré; ce liquide ressemblait absolument au pus qui s'écoule de certains kystes où il est resté renfermé pendant long-temps; il se séparait, par le repos, en deux parties, l'une inférieure, composée de grumeaux jaunâtres, l'autre supérieure, séreuse, un peu trouble et visqueuse, et totalement dépourvue de crême; examiné au microscope, ce liquide paraissait composé presque entièrement de globules purulens, à peu près comme dans la figure 12, tout-à-fait analogues à ceux d'un phlegmon, insolubles dans l'éther et solubles dans une solution de soude caustique qui transformait en outre toute la substance en une masse visqueuse et filante; le petit nombre de globules laiteux mêlés à cette matière purulente conservait ses caractères habituels; ce liquide ramenait au bleu le papier rouge de tournesol.

J'étais curieux d'examiner le lait fourni par les trayons antérieurs de la même mamelle, que l'on m'assurait avoir conservé son aspect ordinaire et ses bonnes qualités, et que l'on continuait à débiter au public; à la simple vue, ce lait présentait quelques grumeaux; il était d'ailleurs d'une bonne couleur et d'une bonne consistance; mais observé au microscope, je le trouvai rempli de globules laiteux agglomérés et confondus, entremêlés de globules purulens; en traitant par l'éther, ceux-ci restèrent seuls en nombre considérable; ce lait était donc altéré, et cela n'empèchait pas qu'on ne le livrât aux consommateurs; on n'en sera pas surpris, puisque ce lait conservait à peu près ses caractères extérieurs habituels. Mais que pensera-t-on quand on saura que le lait des trayons postérieurs, ce lait entièrement purulent, dont j'ai parlé, dont l'altération profonde était si sensible à la première vue, que tout le monde, sans le secours du microscope, l'eût reconnu instantanément pour du pus, est lui-même mêlé avec le bon lait et se vend encore actuellement tous les jours au public! Il paraît que pour les nourrisseurs, tout ce qui sort du pis des vaches est considéré comme du bon lait, quel que soit d'ailleurs l'état de l'animal. Je n'ai pas besoin de dire que ce fait est étranger à l'établissement de M. Damoiseau.

Une autre vache attaquée de la maladie si commune à Paris, et que les nourrisseurs désignent sous le nom de maladie pulmonaire (phthisie), fournissait un lait ne différant du lait ordinaire, à l'extérieur, que par quelques grumeaux suspendus dans sa masse; au microscope on découvrait un bon nombre de globules purulens mêlés aux globules laiteux; ceux-ci étaient presque tous agglomérés en masses confuses; la quantité des globules purulens était surtout appréciable après avoir dissous les globules laiteux par l'éther; les premiers restaient seuls sur la lame du microscope. Ce lait était neutre.

Il est une autre espèce d'altération du lait que je n'ai pas encore rencontrée chez la femme, mais que les animaux m'ont offerte plusieurs fois; c'est un mélange de sang avec le lait; deux ânesses m'ont été indiquées par M. Damoiseau comme fournissant du lait altéré, quand elles étaient trop fatiguées ou que l'on poussait la *traite* trop loin; ce lait avait une légère teinte rousse; je l'examinai au microscope, et je découvris au milieu des globules laiteux un certain nombre de globules sanguins, reconnaissables à leur forme et même à leur couleur jaune qu'ils conservaient parfaitement (*fig.* 13); un peu d'ammoniaque fit entièrement disparaître ces globules, et ceux du lait restèrent seuls intacts; ce lait, après un repos de plusieurs heures, laissait, en effet, déposer à la partie inférieure du flacon du sang pur et d'un beau rouge; les premières portions données par l'animal au commencement de la *traite*, et qui passaient pour très-pures, contenaient également quelques globules de sang.

Parmi les maladies dignes d'attirer mon attention, sous le rapport de leur influence sur la composition du lait des nourrices, il en est une qui méritait un examen particulier, à cause de sa nature contagieuse et de la facilité avec laquelle elle se transmet des nourrices aux enfans; je veux parler de l'affection syphilitique.

J'ai fait des tentatives répétées pour découvrir dans le lait des femmes ayant des symptômes vénériens, tels que chancres, pustules muqueuses, taches cuivrées, etc., des caractères propres à éclairer sur un point intéressant à un si haut degré la sécurité des familles; mais je dois avouer que mes recherches à cet égard ont été infructueuses et qu'il m'a été impossible d'apercevoir aucune différence entre le lait des nourrices affectées de syphilis et celui des nourrices parfaitement saines, quand les premières étaient bien portantes d'ailleurs.

En réfléchissant à ce fait, on le trouve très-naturel : on ne voit pas, en effet, pourquoi le lait des femmes vénériennes serait moins pur que celui des autres femmes, et quel rapport il pourrait y avoir entre l'existence d'un chancre et même de symptômes secondaires, tels que des pustules muqueuses, des ulcères à la gorge, etc., et la sécrétion lactée. Des symptômes syphilitiques variés peuvent sans aucun doute exister, sans que la sécrétion des organes tels que les glandes mammaires, le foie, le testicule, soit modifiée, et il faudrait probablement que l'infection fût bien profonde et bien générale pour que les organes dont nous parlons et leurs produits s'en ressentissent. Aussi n'est-il nullement démontré que ce soit par le lait que la syphilis passe de la nourrice à l'enfant; il est, au contraire, extrêmement probable que ce fluide n'est, le plus souvent, pour rien dans la contagion; la transmission de cette maladie s'opère sans doute par des voies plus directes, comme par un contact immédiat entre la nourrice et l'enfant.

C'est donc l'état des organes extérieurs qu'il faut examiner chez les femmes soupçonnées de syphilis, plutôt que la composition du lait; loin de se dispenser d'un semblable examen, je pense qu'il doit toujours accompagner celui du lait lui-même; et ce n'est qu'après avoir fait l'un et l'autre que l'on aura toutes les garanties désirables.

Au reste, si l'élément syphilitique peut passer

dans le lait, c'est bien certainement à l'état de *virus* qu'il s'y trouve, c'est-à-dire sous une forme jusqu'à présent inappréciable pour nous; car je n'ai pas la prétention de saisir les virus et de les analyser; c'est quelque chose d'encore trop inconnu dans l'état actuel de la science, pour entreprendre une pareille recherche. Mon but, je le répète, est de constater les caractères du bon et du mauvais lait, considéré principalement comme aliment et non comme renfermant des principes *spécifiques*, trop subtils pour nos moyens actuels d'investigation. Je me borne donc pour le moment à indiquer sous quelle forme se présente le lait dans l'état parfait, de quelle manière se comportent ses élémens avec certains agens, quelles modifications ils peuvent subir soit dans leur disposition, soit par leur mélange avec des substances étrangères ou des produits pathologiques; en un mot, j'ai tâché de distinguer par voie de comparaison le lait de bonne nature du lait mal élaboré ou vicié; je crois avoir obtenu ce résultat important, puisque les faits, recueillis chez les femmes saines ou malades et chez les animaux dans les mêmes circonstances, s'accordent à démontrer que le lait de bonne nature ne varie pas dans sa constitution, dans sa pureté, se présente toujours avec les mêmes caractères, tandis que le lait fourni par des organes malades et à une époque où il est mal élaboré offre également des caractères particuliers et des mélanges de principes étrangers.

CHAPITRE IV.

De la proportion des élémens nutritifs du lait ou de la RICHESSE et de la PAUVRETÉ de ce fluide.

L'analyse microscopique peut-elle servir à déterminer approximativement la proportion des élémens nutritifs du lait, à indiquer d'une manière relative les quantités de substances solides contenues dans ce fluide; en un mot, ce moyen est-il propre à faire apprécier le plus ou moins de richesse du lait?

Au premier abord, il ne semblerait pas que l'on pût arriver par ce procédé à aucune appréciation même éloignée, puisque l'inspection microscopique ne permet de voir que les particules de matière grasse, et que les autres substances, telles que le caséum et le sucre de lait étant en dissolution, échappent à ce mode d'investigation. Les globules constituant la partie grasse du lait, on conçoit bien que le beurre soit proportionné à la quantité de ces globules, et que plus ils se montrent nombreux et serrés, plus on doit regarder le lait comme étant riche en substance butyreuse; cette appréciation ne peut certainement pas être exacte, elle n'est que relative et ne peut être déterminée en chiffre; mais on verra néanmoins, par les exemples que je citerai, qu'elle est bien suffisante pour juger la richesse du lait sous ce rapport; quant aux autres élémens nutritifs, le microscope encore une fois ne semble fournir aucune lumière.

Toutefois, s'il était vrai que la quantité de matière grasse fût généralement en proportion des autres substances solides du lait, on sent qu'il suffirait de s'assurer de la proportion de la substance grasse pour en conclure celle du caséum et du sucre, et par conséquent pour connaître la richesse du lait; or, c'est précisément ce qui résulte de la comparaison des analyses de différens laits; il suffit, par exemple, de jeter les yeux sur les analyses données par M. Payen, dans le *Journal de Pharmacie*, et par M. Peligot, dans son *Mémoire sur le Lait d'ânesse*, pour voir que le plus souvent la quantité de caséum et de sucre augmente en même temps que la proportion de beurre et diminue avec elle; il y a dans le dernier travail des analyses faisant exception à cette règle, mais c'est dans les cas particuliers, où les ânesses étaient soumises à des expériences de régime et nourries exclusivement de certaines substances propres à faire varier les élémens du lait; en prenant les analyses faites sur du lait recueilli dans des circonstances ordinaires, on trouve les chiffres suivans :

LAITS DE FEMME ANALYSÉS PAR M. PAYEN :

Beurre........ — 5,16 — 5,18 — 5,20
Sucre et caséum — 7,80 — 8,10 — 9,80

LAITS D'ÂNESSE ANALYSÉS PAR M. PÉLIGOT :

Beurre........ — 1,55 — 1,40 — 1,23 — 1,73 — 1,51
Sucre et caséum — 10,11 — 7,97 — 7,34 — 8,25 — 7,80

On voit donc que plus il y a de beurre, plus on a généralement trouvé de matières solides dans ces différens laits; ce qui ne veut pas dire d'une manière générale et absolue que plus une espèce de lait *quelconque* contient de beurre, plus elle contient de sucre et de caséum; nous voyons le contraire pour le lait de femme, qui est le plus riche en matière grasse et le plus pauvre en autres substances solides; mais on peut croire que dans la même *espèce*, le lait qui renferme le plus de parties grasses est en même temps celui qui contient le plus de caséum et de sucre.

Indépendamment de l'analogie, les résultats fournis par l'expérience directe sont favorables à cette manière de voir.

Non seulement les nourrices chétives, ayant

peu de lait, ne pouvant suffire à l'allaitement de leur enfant, m'ont toujours offert un lait pauvre en globules, mais l'observation microscopique a été d'accord sur ce point avec l'analyse chimique.

Ainsi j'ai prié M. Péligot de me remettre des échantillons de lait, dont il avait déterminé par l'analyse les proportions élémentaires ; le 18 août 1836, j'ai reçu deux espèces de lait marquées A et B ; le premier était très-riche en globules, d'une grosseur convenable et nageant sans confusion dans un liquide pur et transparent ; dans le second, au contraire, les globules étaient rares et généralement petits ; le lait A provenait en effet d'une ânesse après deux heures de sevrage, et le lait B du même animal que l'on n'avait point trait depuis douze heures. On se rappelle qu'il résulte des recherches de M. Péligot que, contre l'opinion admise, le lait s'appauvrit par un séjour prolongé dans les mamelles.

Ce n'est pas dans ce cas seulement que l'observation microscopique a permis d'arriver à un résultat approximatif de l'analyse chimique ; j'ai répété un très-grand nombre de fois cette expérience chez des nourrices, sur des ânesses et sur des chèvres, et toujours j'ai trouvé le lait d'autant plus pauvre en globules, qu'il était recueilli après un plus long sevrage, de même que dans une même traite le lait tiré en dernier est, ainsi qu'on l'a reconnu depuis long-temps, le plus riche en parties solides; la différence est tellement sensible au microscope, que l'œil le moins exercé la saisirait à la première vue.

Ces expériences montrent que non seulement le nombre des globules dans le lait est en rapport avec la proportion des autres élémens solides, mais encore qu'avec un peu d'habitude ce nombre, qu'il n'est pas possible de compter, mais qui saute aux yeux pour peu que les différences soient tranchées, permet de déterminer assez bien le plus ou moins de richesse d'un lait. Ce mode est surtout applicable au lait de femme, dans lequel, comme l'on sait, la substance grasse est en plus grande proportion que dans tous les autres laits; tandis que les laits de vache, de chèvre et d'ânesse, ne contiennent que de 1 à 4 pour 100 de beurre; ce principe entre pour près d'un dixième dans le lait de femme [1]. Il est donc plus important de vérifier la proportion de la matière grasse dans ce lait que dans tous les autres, et en

[1] Analyse des laits de femme, de vache, de chèvre et d'ânesse, par Meggenhofen, Van-Stiptrian, Liuscius et Bonpt et Péligot :

	Lait de femme.	Vache.	Chèvre.	Lait d'ânesse.
Beurre........	— 8,97	— 2,68	— 4,56	— 1,29
Sucre de lait....	— 1,20	— 5,68	— 9,12	— 6,29
Matière caséeuse	— 1,93	— 8,95	— 4,38	— 1,95
Eau...........	— 87,90	— 84,69	— 81,94	— 90,95

même temps l'appréciation de cet élément est ici un guide plus sûr de la richesse de ce fluide.

Si le lait peut, comme cela arrive souvent, et comme l'on n'en trouve que trop d'exemples parmi les nourrices des enfans-trouvés, être trop pauvre en principes solides et nutritifs pour fournir un aliment substantiel à l'enfant, il est un autre état du lait que l'on ne peut appeler une altération, puisqu'il n'est pour ainsi dire que l'exagération d'une bonne qualité, qui offre néanmoins de l'inconvénient dans certaines circonstances : le lait d'une nourrice peut être trop chargé de principes solides, trop riche, trop nourrissant en un mot, relativement à la force de l'enfant, ou plutôt à celle de ses organes digestifs; voici du moins ce que j'ai rencontré et ce que je puis citer à ce sujet: Une jeune femme récemment accouchée avait mis au monde, sans aucun accident, un enfant bien conformé et bien portant; au bout de quelques jours, l'enfant parut souffrir, et ses digestions furent dérangées; ces accidens persistant au-delà du terme habituel des coliques qui se manifestent dans la première enfance, on pensa que la mère n'était peut-être pas dans de bonnes conditions pour nourrir, et l'on attribuait à la nature de son lait les mauvaises digestions de l'enfant; il était déjà question de chercher une nourrice, quoique la mère fût dans les meilleures conditions apparentes, et qu'elle eût déjà nourri un premier enfant avec succès ; j'examinai le lait de cette femme, et je lui trouvai tous les caractères du meilleur lait; seulement je fus frappé de la prodigieuse quantité de ses globules : ils étaient tellement serrés, qu'à peine voyait-on quelques espaces libres entre eux, et partout sans confusion ni agglomération; c'est le lait le plus riche que j'aie encore rencontré; d'après cet examen, j'engageai la mère à continuer de nourrir son enfant, en prenant seulement le soin d'éloigner les heures de l'allaitement, afin de laisser aux digestions le temps de se faire, et pour diminuer un peu la consistance du lait par son séjour dans les mamelles ; cette simple précaution suffit et remplit le but; la nourriture s'est faite avec succès, l'enfant s'est parfaitement élevé, et maintenant il jouit de la meilleure santé.

Après avoir examiné le lait chez plusieurs femmes à diverses époques de l'allaitement, je n'ai pas tardé à remarquer que les globules sont, ainsi que je l'ai déjà indiqué, généralement plus gros dans les laits riches que dans les laits pauvres; en outre, il paraît évident qu'en ne tenant compte que de la masse des globules et négligeant quelques globules exceptionnels beaucoup plus gros que les autres, que l'on rencontre dans les laits tout nouveaux, les globules vont en augmentant de volume depuis l'accouchement jusqu'à une certaine époque de l'allaitement; ainsi il y a plus de globules d'une grosseur moyenne, de $1/100$ millim., par exemple, dans un lait de trois mois que dans le même lait lorsqu'il n'avait que quinze jours, et réciproquement; le nombre de très-petits globules est plus considérable à trois semaines de l'accouchement qu'au bout de plusieurs mois. J'ai fait beaucoup de tentatives pour déterminer cet accroissement d'une manière plus exacte, dans l'espoir de pouvoir arriver par ce moyen à connaître l'âge du lait; j'ai essayé de compter sur un micromètre le nombre des globules d'un certain diamètre dans une quantité de ces petits corps pris au hasard, ou bien j'ai mesuré les plus gros globules, pensant que l'on n'en trouverait d'un certain diamètre que dans le lait d'un certain âge; toutes ces tentatives ont été infructueuses, par la raison qu'il y a, comme je l'ai dit, dans tous les laits, des globules de toutes les dimensions, depuis $1/500$ millim. environ jusqu'à $1/100$ et plus, et ce n'est que dans la proportion relative des gros et des petits que le lait diffère suivant son âge. Il faudrait donc pouvoir compter un très-grand nombre de globules, et les mesurer, afin d'établir cette proportion, et l'on sent que cette opération est tout-à-fait impossible; en outre, la grosseur des globules n'est pas absolue; elle varie d'une femme à une autre aux mêmes époques; par conséquent, j'ai dû renoncer à toute recherche ultérieure tendant à déterminer l'âge du lait d'après cette règle, et pour le moment je ne vois de possible que la distinction d'un lait de huit à quinze jours au plus d'avec un lait de plusieurs mois, et encore risquerait-on souvent de se tromper.

Nota. En terminant ce travail, je rappelle de nouveau à ceux qui voudraient répéter mes expériences, qu'il est indispensable d'opérer sur le lait tout frais, et au moment où il vient d'être tiré; je ne citerai qu'un exemple pour montrer l'importance de cette recommandation : si l'on attend que la séparation du sérum et de la crême se soit opérée, si l'on tarde jusqu'à ce que celle-ci soit montée à la surface du liquide, on conçoit que la quantité de globules que l'on trouvera sera bien plus grande dans la crême que dans le sérum; l'observation ne sera plus nette et distincte : on remédie en partie à cet inconvénient en agitant le lait avant d'opérer, mais il y a d'autres inconvéniens qu'il serait trop long et trop minutieux de rapporter ici, et qui exigent absolument une observation immédiate. Je recommande en outre de n'observer que de très-petites gouttes de lait étendu entre deux lames de verre mince.

Depuis la composition de ce Mémoire, M. le professeur P. Dubois m'a cité des faits recueillis par lui-même, et qui viennent trop fortement à l'appui de mes propres observations pour que je néglige de les rapporter ici. Ces faits sont bien propres à détourner, ainsi que je le recommande, de l'usage trop généralement adopté de faire téter aux enfans les seins de leurs nourrices qui deviennent le siége d'un travail inflammatoire et phlegmoneux.

Sans avoir cherché à déterminer la nature des altérations du lait sécrété dans ce cas, M. Dubois a constaté les effets délétères produits par une telle nourriture sur l'enfant. C'est ainsi que dans un bon nombre de cas il a vu survenir des érysipèles et des abcès gangréneux particulièrement au *scrotum*, et déterminer promptement la mort. Aussi a-t-il cru devoir, depuis lors, faire renoncer à l'allaitement les femmes dont les seins s'engorgent et deviennent le siége d'abcès.

En faisant connaître les altérations dont le lait est susceptible, le mélange du pus avec ce fluide, etc., mes recherches ne laisseront aucun doute sur la conduite à tenir en pareille circonstance.

RÉSUMÉ.

Nous pouvons dire en résumé,

1° Que les connaissances actuelles sur les caractères du bon et du mauvais lait des nourrices sont à peu près nulles;

2° Que les inductions tirées de l'état général de la santé sont insuffisantes pour déterminer les qualités nutritives de ce fluide;

3° Que c'est dans le lait lui-même qu'il faut chercher l'indication de ses propriétés, et que le microscope, aidé de quelques réactifs, est plus propre que l'analyse chimique pour parvenir à ce but;

4° La composition du lait doit être considérée de la manière suivante : un liquide tenant en dissolution du sucre de lait, des sels, une petite quantité de matière grasse et du caséum, et en suspension des globules de différentes grosseurs, formés de beurre et solubles dans l'éther;

5° Les globules laiteux sont très-difficilement solubles dans les solutions alcalines;

6° Le *colostrum* se compose, outre les globules laiteux, de corps particuliers que j'ai décrits sous le nom de *corps granuleux;* les globules laiteux dans le colostrum sont pour la plupart agglomérés et confondus entre eux par une matière muqueuse;

7° Les principes du colostrum ne disparaissent entièrement que vers la fin du premier mois après l'accouchement; à cette époque, le lait de bonne nature ne présente plus aucune trace de colostrum, et les globules sont tous bien détachés les uns des autres, bien réguliers et nombreux. Dès le sixième ou dixième jour après l'accouchement, le bon lait commence à se débarrasser de ses élémens primitifs;

8° Le lait suit chez les animaux à peu près la même marche que chez la femme; il est dans les premiers temps troublé par une matière muqueuse unissant les globules ensemble;

9° Le lait est constamment alcalin chez la femme, la vache, l'ânesse et la chèvre;

10° Les élémens du colostrum peuvent persister dans le lait au-delà du terme habituel, et même jusqu'à la fin de l'allaitement, ce qui constitue un genre d'altération de ce fluide; dans cet état, le lait se prend en masse glaireuse quand on le traite par l'ammoniaque;

11° Certaines affections pathologiques, telles que l'engorgement des mamelles chez les femmes et chez les animaux, déterminent dans le lait des modifications particulières analogues à celles qu'il présente dans son état primitif;

12° En cas d'abcès formé dans le sein, le lait

peut contenir du pus; j'ai rencontré plusieurs fois cette circonstance chez des nourrices et chez des vaches;

13° Le lait contient quelquefois du sang;

14° Le lait des femmes affectées de syphilis, mais bien portantes d'ailleurs, ne présente rien de particulier; on ne voit en effet aucune raison pour que la sécrétion lactée soit influencée par l'existence d'un chancre, d'un bubon ou de quelqu'autre symptôme vénérien, et il n'est pas probable que la maladie se transmette par le lait; c'est plutôt par le contact immédiat que la contagion s'opère; aussi l'observation du lait ne doit-elle pas dispenser d'un examen de la santé générale;

15° La quantité de matière grasse dans une même espèce de lait est généralement en rapport avec la quantité des autres élémens solides de ce fluide, en sorte qu'il est possible de connaître approximativement la richesse d'un lait par l'observation des globules;

16° Le lait des nourrices peut pécher par excès aussi bien que par défaut de principes nutritifs;

17° Enfin le diamètre des globules paraît augmenter à mesure que l'on s'éloigne de l'époque de l'accouchement, mais ce moyen ne peut servir à préciser l'âge du lait.

EXPLICATION DES FIGURES.

Figure 1re. Lait de femme à l'état normal.

Figure 2. Colostrum; premier jour de l'accouchement.

Figure 3. Colostrum; troisième jour de l'accouchement.

Figure 4. Lait; dixième jour après l'accouchement.

Figure 5. Lait persistant à l'état de colostrum plus de vingt jours après l'accouchement.

Figure 6. Lait d'une ânesse au moment où elle vient de mettre bas, et avant d'avoir été tétée.

Figure 7. Même lait pris un jour plus tard, le petit ayant tété.

Figure 8. Lait d'une chèvre pleine et prête à mettre bas.

Figure 9. Même lait un mois après le part.

Figure 10. Lait d'une vache ayant les mamelles engorgées.

Figure 11. Lait d'une femme ayant le sein engorgé.

Figure 12. Lait contenant du pus.

Figure 13. Lait d'ânesse contenant du sang.

Figure 14. Lait d'une chienne.

Figure 15. Lait de lapine.

Figure 16. Lait pauvre d'une nourrice chétive.

Figure 17. Lait contenant encore des élémens du colostrum chez une nourrice accouchée depuis dix-huit mois.

Figure 18. Globules agglomérés chez une nourrice accouchée depuis dix-neuf mois.

Figure 19. Globules peu distincts et disproportionnés.

Figure 20. Pulpe d'amande râpée, vue sans eau ou traitée par l'éther seulement.

Figure 21. Pulpe d'amande étendue d'eau.

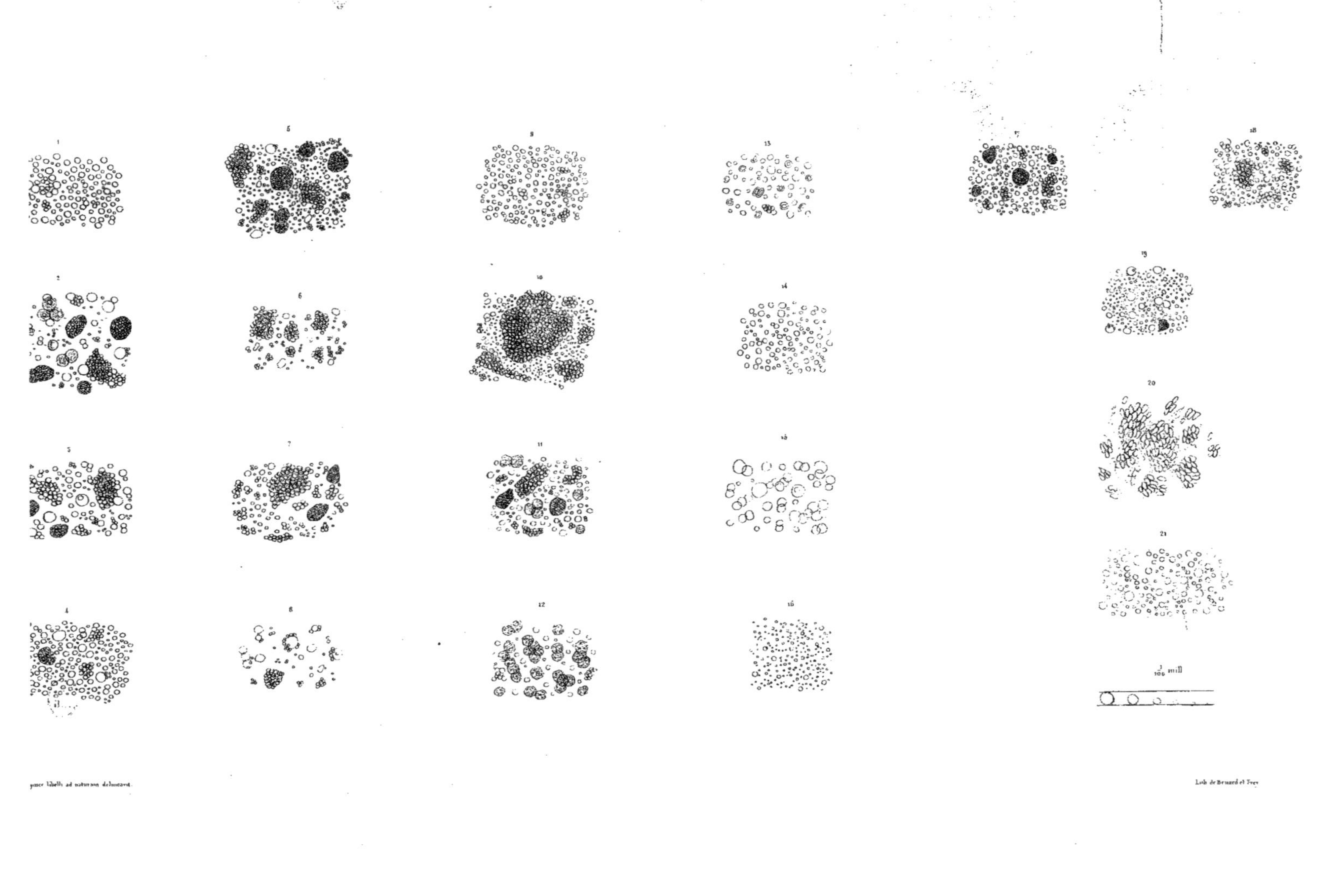

[illegible] ad naturam delineavit.

Lith. de Benard et Frey

www.ingramcontent.com/pod-product-compliance
Ingram Content Group UK Ltd.
Pitfield, Milton Keynes, MK11 3LW, UK
UKHW020339250726
13967UKWH00005B/2016

9 782011 901033